AF403593

# PROJET

### D'UNE

# PHARMACOPÉE

## HOMŒOPATHIQUE

### Rédigée au nom de la Société

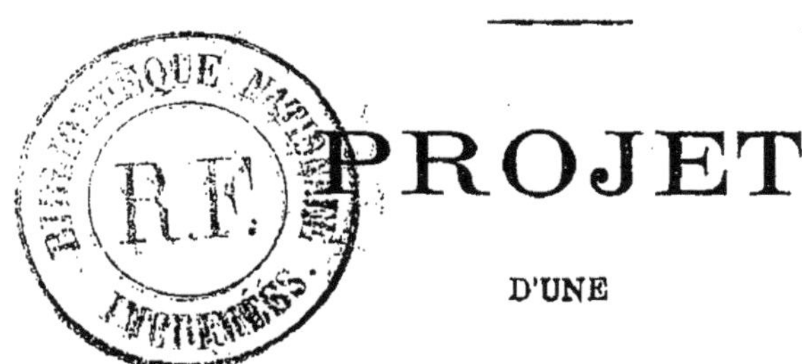

PARIS

IMPRIMERIE A. DAVY

52, rue Madame, 52

1890

# SOCIÉTÉ FRANÇAISE D'HOMŒOPATHIE

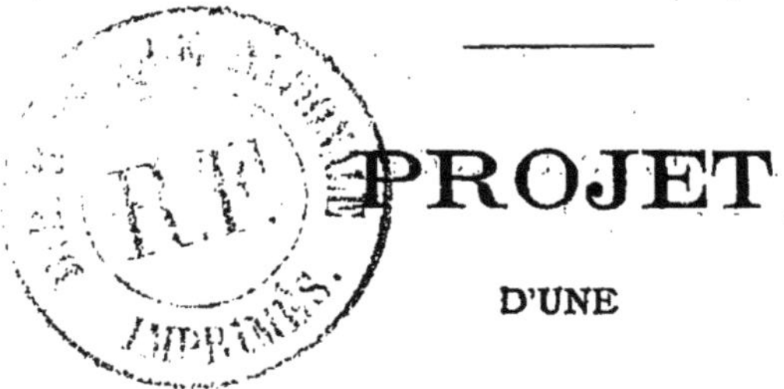

# PROJET

### D'UNE

# PHARMACOPÉE HOMŒOPATHIQUE

### RÉDIGÉE AU NOM DE LA SOCIÉTÉ

## M. ECALLE, pharmacien,

*Rapporteur de la Commission.*

**Messieurs,**

Au nom des membres de la Commission de pharmacologie nommée par vous dans la séance du mois de mars, je viens vous rendre compte de nos travaux et vous demander de vouloir bien approuver nos résolutions.

La première difficulté que nous ayons rencontrée, et certainement l'une des plus importantes, était la question financière. Cette question est aujourd'hui absolument résolue et si, Messieurs, vous approuvez les intentions de votre Commission de faire un vrai Codex des préparations homœopathiques, ce qui nécessitera, malgré tout notre désir de faire simple et précis, un volume de 400 à 500 pages, nous avons en M. Baillière un éditeur tout trouvé. M. Baillière veut bien imprimer notre livre, sans autre redevance de la part de la Société homœopathique, que le droit de vente de la première édition. Nous devons ce résultat, peut-être inespéré, aux démarches heureuses de M. le Dr Marc Jousset.

Je vais vous donner ci-joint la classification et le *modus operandi* adoptés par votre Commission.

Nous établirons 3 grandes divisions :

A. SUBSTANCES MINÉRALES ET PRODUITS CHIMIQUES.

B. SUBSTANCES VÉGÉTALES.

C. SUBSTANCES ANIMALES.

---

## A. SUBSTANCES MINÉRALES ET PRODUITS CHIMIQUES

Nous classerons les substances minérales et les produits chimiques, en deux catégories bien distinctes :

1° Les substances solubles dans l'un ou l'autre des véhicules employés en homœopathie et reconnus sans action sur le médicament;

2° Les substances insolubles dans l'un ou l'autre de ces véhicules, ou subissant une transformation chimique sous l'influence de l'un quelconque d'entre eux.

Nous aurons, pour les substances solubles, deux sortes de préparations :

1° Les dilutions ;
2° Les triturations.

Ces deux préparations se feront toujours par atténuations directes en partant de la substance et ainsi, à poids égaux, réprésenteront toujours la même quantité de médicament.

(Type = Atropium.)

Les préparations premières des substances insolubles se feront toujours sous forme de triturations et par atténuations directes en partant de la substance.

(Type = Fer : met :)

## B. SUBSTANCES VÉGÉTALES

### 3 *subdivisions* :

1° Substances végétales indigènes à suc considérable ;

2° Substances végétales indigènes à suc minime ;

3° Substances végétales exotiques.

---

1° Substances végétales indigènes à suc considérable.

Deux modes de préparations premières :

    *a.*      T. M.
    *b.*      Triturations.

---

### *a.* T. M.

Suc des différentes parties
employées de la plante,
(*En général : fleurs, tiges et racines*)
Alcool à 80°,    } ââ P : E :

### *b.* Triturations.

Atténuations directes avec les différentes parties employées de la plante, séchées et pulvérisées. (Le poids de la plante étant pris après la dessiccation.)

(Type = Aconit.)

---

2° Substances végétales indigènes à suc minime.

Nous avons également là, deux sortes de préparations premières, c'est-à-dire par T. M. et par **triturations :**

### *a.*   T. M.

Par macération :

Parties employées de la plante, récoltées à l'époque la plus favorable, et alcool à 80°. } ãã P : E : en poids.

### *b.* Triturations.

Atténuations directes en se servant, de mêms que pour la T. M. des différentes parties employées de la plante, récoltées à l'époque la plus favorable, séchées et pulvérisées avec soin.

### (Type = Dulcamara.)

*(Un assez grand nombre de plantes, entre autres les Colchicacées et quelques Renonculacées, perdant par la dessication, la plus grande partie de leurs propriétés, la seule préparation régulière et normale de ces plantes, sera toujours la préparation obtenue par voie liquide, c'est-à-dire avec la substance à l'état frais.)*

### 3° Substances végétales exotiques.

Les T. M. des substances végétales exotiques se préparent par simple macération au 1/20.

Les triturations par atténuations directes, avec la substance même.

(Type = Ipéca.)

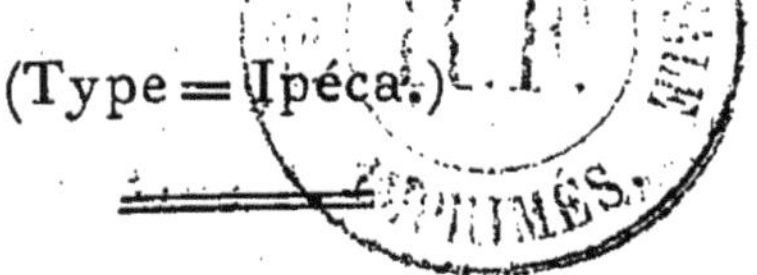

### C. Substances animales

Pour les substances animales, nous établirons également, deux classifications bien séparées :

1° Les substances solubles dans l'un de nos véhicules ;

2° Les substances absolument insolubles.

---

Substances animales solubles.

T. M. par macération au 1/20.
Triturations. Par atténuations directes.

(Type = Moschus.)

---

Substances animales insolubles, ou subissant une transformation sous l'influence du véhicule.

Triturations par atténuations directes.

(Type = Corallium rubrum.)

---

Voilà, Messieurs, le plan que nous vous demandons de vouloir bien approuver et nous vous le demandons, non seulement parce que nous avons le plus grand désir de vous tenir au courant de nos actes, mais aussi et surtout, parce que nous souhaitons que cette pharmacopée homœopathique soit bien le Codex homœopathique français et c'est pour lui donner ce droit et cette place que nous réclamons votre approbation.

Notre *modus operandi* sera, tout au moins en l'un de ses points, combattu par un des membres de votre Commission et l'un de mes plus estimés confrères, M. Bourdet. Je me propose de répondre à ses craintes, en même temps qu'aux autres observations qui pourront nous être faites. Je vous dirai seulement, dès à présent, que pour émettre son opinion, votre Commission s'est appuyée à peu près sur tous les travaux semblables faits jusqu'à ce jour, aussi bien français qu'étrangers, MM. les Drs Vincent-Léon Simon et Marc Jousset, ayant bien voulu se charger de la traduction des pharmacopées homœopathiques allemandes et anglaises de quelque importance.

---

## OBSERVATIONS DE M. BOURDET

Au mode de préparation indiqué par M. Ecalle, au nom de la Commission, en ce qui concerne les préparations liquides des produits chimiques, M. Bourdet fait les quelques observations suivantes :

Il serait préférable, selon M. Bourdet, de toujours procéder par T. M. au 1/20, et non par dilutions directes.

De cette façon, la 1.10 liquide ne serait plus qu'une solution au 1/200 de la substance; la 1.100, une solution au 1/2000.

En adoptant ce point de départ, il n'y aurait plus pour le médecin aucun danger à prescrire nos dilutions homœopathiques, qui seraient dès lors et sans exception, des préparations absolument inoffensives. Ce qu'il croit être malheureusement la conviction de quelques-uns.

Lorsqu'un médecin voudrait prescrire une quantité pondérable de substance active, il le ferait sous le nom de T. M., nom qui attirerait bien plus l'attention de tous.

En ce qui concerne la préparation de certains produits chimiques, comme les acides en général, M. Bourdet ne voit pas l'inconvénient qu'il peut y avoir à donner le nom de T. M. à une solution aqueuse au 1/20. C'est là une affaire de convention et il cite à l'appui de son dire les teintures des métaux de l'allopathie.

---

## RÉPONSE DU RAPPORTEUR

### AUX OBSERVATIONS DE M. BOURDET

Aux observations de mon excellent confrère, M. Bourdet, je crois devoir répondre par les quelques réflexions suivantes, qui viennent à l'appui de notre proposition de préparer tous les produits chimiques par dilutions directes.

Nous appuyons notre opinion :

1º Sur ce fait que le mot teinture, implique forcément l'idée d'alcool.

Toutes les teintures du codex, y compris celles

des métaux, sont alcooliques. Dorvault trouve même le mot de teinture absolument impropre et lui préférerait le nom d'alcoolé. Toutes ces teintures et autres semblables ne sont que des anciens vestiges des procédés alchimiques d'autrefois, et sont à quelques rares exceptions près, tout-à-fait inemployées.

Pour beaucoup de substances et particulièrement pour la plus grande partie des acides, il y a complète impossibilité à prendre pour véhicule l'alcool, à cause des réactions chimiques qui se forment entre ce véhicule et ces substances. Dans ces différents cas, il y aurait donc, selon nous, une véritable contradiction à donner le nom de teinture à une simple solution aqueuse, laquelle ne semble point réclamer le nom d'alcoolé et encore moins celui de teinture.

2° Sur la question de solubilité des substances employées.

Nous devons tendre le plus possible à avoir des préparations uniformes, et quelle uniformité pourrons-nous espérer, quand bien souvent nous aurons à opérer sur des substances dont la solubilité est bien loin d'être égale à 1[20, type de nos teintures. Il en sera ainsi pour le brôme, le phosphore, le soufre etc... et pour beaucoup d'alcaloïdes : la morphine, la strychnine, la sanguinarine, la solanine, la quassine, la narcéine, etc.

3° Sur la question de dosage.

N'y aurait-il pas un réel inconvénient à ce que un gramme de première dilution décimale de *mercur : cor :* ne représentât pas exactement la même quantité de médicament que un gramme de la trituration correspondante. D'autre part, le médecin a là un dosage facile à formuler, 1[10, 1[100, calcul de toute simplicité. Ce qui n'aurait pas lieu, si on adoptait le principe de la teinture mère.

Nous savons bien que cet inconvénient existe pour les substances végétales exotiques, les substances animales, et même les substances végétales indigènes. Mais de ce qu'il est obligatoire dans ces différentes préparations, s'ensuit-il que nous ne devons pas chercher à l'éliminer lorsque nous le pouvons. Les inconvénients ne sont du reste pas les mêmes, ayant là toujours affaire à des substances autrement moins actives, qu'avec les alcaloïdes et autres produits chimiques.

4° Nous nous appuierons également sur les précédents.

Jahr et Catellan, après avoir procédé autrement dans leur pharmacopée, édition de 53, ont adopté dans l'édition de 62, à part quelques rares exceptions, le modus operandi proposé aujourd'hui par nous.

Weber, pour ce cas particulier, est, je crois, également de notre avis.

---

Après avoir ainsi indiqué les raisons sur lesquelles s'appuie votre Commission, je vais essayer de montrer comment nous pourrions obvier au reproche qui nous est fait, reproche concernant le danger qu'il y aurait pour le médecin à prescrire quelques-unes de nos premières dilutions, sous prétexte que beaucoup de médecins sont persuadés que lorsqu'ils prescrivent une dilution, quelle qu'elle soit, elle représente pour eux un médicament inoffensif. Je suis bien obligé d'avouer que le fait peut-être exact, mais n'existe-t-il pas également pour nos triturations et même, n'est-il pas beaucoup plus grand pour celles-ci.

Nous voudrions qu'après chacune de ces préparations actives, fût indiquée la dose maxima de la substance, qui puisse être prise en vingt-quatre heures, et qu'il fût également indiqué à quelle quantité de dilution ou de trituration, cette quantité maxima correspond.

C'est pour cette raison toute spéciale que j'ai tenu a être personnellement chargé de cette importante partie de notre travail, réservant à mon autre excellent confrère, M. Ladislas, la non moins importante partie concernant les substances végétales.

Nous demanderons davantage.

Ces préparations actives ayant besoin d'un dosage très précis, nous voudrions que les dilutions fussent employées le moins souvent possible et que l'on donnât la préférence aux triturations, les gouttes ne pouvant donner qu'un dosage approximatif, différentes qu'elles sont, selon le degré de l'alcool employé et selon le compte-gouttes dont on se sert. Au contraire, les triturations offrent un mode de dosage absolument précis, beaucoup plus précis que dans toute autre préparation.

Nous serions heureux, Messieurs, de vous trouver, après ces quelques observations que nous avons jugées nécessaires, d'accord avec votre Commission et nous vous demanderons de vouloir bien nous accorder un vote d'approbation.